QUELQUES MOTS DÉ PHYSIOLOGIE PATHOLOGIQUE

A PROPOS DES INNOVATIONS RÉCENTES

DANS

LES PANSEMENTS ANTISEPTIQUES

QUELQUES MOTS DE PHYSIOLOGIE PATHOLOGIQUE

A PROPOS DES INNOVATIONS RÉCENTES

DANS LES

PANSEMENTS ANTISEPTIQUES

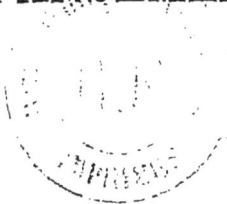

PAR

Le Professeur L. GOSSELIN

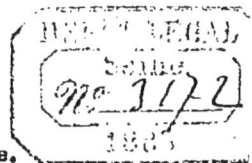

Extrait des Archives générales de Médecine.

(Numéros d'avril et mai 1885.)

PARIS

ASSELIN et HOUZEAU,

Libraires de la Société centrale de médecine vétérinaire,

PLACE DE L'ÉCOLE-DE-MÉDECINE

—

1885

QUELQUES MOTS DE PHYSIOLOGIE PATHOLOGIQUE

A PROPOS DES INNOVATIONS RÉCENTES

DANS

LES PANSEMENTS ANTISEPTIQUES

§ 1er. — Depuis que les pansements antiseptiques ont donné à la chirurgie les grands succès que tout le monde connaît, on n'a pas cessé d'en chercher le perfectionnement. De brillantes statistiques avaient beau démontrer que la mortalité diminuait de plus en plus, les chirurgiens n'étaient pas pleinement satisfaits, et demandaient quelque chose de mieux. Pourquoi ? C'est que, dans l'enthousiasme provoqué par le pansement listérien des plaies fermées par la suture, on s'était laissé entraîner à des exagérations. On parlait de tous côtés, non seulement de la suppression des septicémies, mais aussi des réunions immédiates, c'est-à-dire de la cicatrisation, sans suppuration aucune, des plaies opératoires les plus étendues et les plus profondes. Mais ceux qui y regardaient de près et sans fanatisme constataient que, bien souvent, la réunion immédiate manquait, sinon partout, au moins sur plusieurs points, et notamment entre les surfaces profondes de la plaie ; que, sur ces points, la cicatrisation était obtenue tardivement, soit après un écoulement, plus ou moins longtemps prolongé de sang, de sérosité sanguinolente ou de sérosité pure (cicatrisation intermédiaire) (1), soit après écoulement, pendant quinze, vingt et trente jours, d'un mélange d'écoulement sanguin et d'écoulement purulent qui se faisait sur le trajet des drains, ou par quelques fissures de la plaie. Chacun pressentait que cette réunion immédiate des parties profondes dont on parlait tant, mais qu'on voyait si peu, devait cependant être obtenue, et c'est certainement pour arriver à l'obtenir qu'on a fait tant de changements, qu'on est passé d'un antiseptique à un autre, de l'acide phénique aux acides borique, salicylique, thymique, à l'eau oxygénée, au chlorure de zinc, à l'iodoforme, au sublimé, à la jute, à la tourbe, à la cellulose, au sous-nitrate de bismuth, et que, le plus souvent, en changeant d'antiseptique, on n'a pas craint de multiplier, à l'imitation de Lister, des fabrications spéciales de gazes, de toiles imperméables, de substances protectrices ou absorbantes, qu'en un mot, en cherchant les améliorations, on a oublié de simplifier.

Qu'on ait continué, avec ces innovations, à préserver de la septicémie, comme on le faisait déjà si bien avec le pansement primitif de Lister, cela est incontestable. Mais qu'on n'ait pas cessé de se trouver souvent en présence du même désidératum relativement à la suppression absolue de la suppuration, cela n'est pas moins certain.

Aujourd'hui donc, il y a encombrement et embarras du choix pour les débutants, et le moment me paraît venu de poursuivre une étude que j'ai commencée depuis longtemps, en montrant que si l'on n'est pas arrivé au but désirable, et si l'on a perdu beaucoup de temps à des inventions inutiles, c'est qu'on n'a pas suffisamment compris le mode d'action des antiseptiques, ni celui des auxiliaires qu'il a fallu leur associer toutes les fois qu'on a tenté la réunion immédiate d'une plaie profonde.

---

(1) C'est le nom que j'ai donné dans plusieurs de mes écrits et particulièrement dans la troisième édition de ma clinique chirurgicale de la Charité (tome I, p. 35), à ces cicatrisations qui sont précédées d'écoulement sanguin ou séro-sanguin prolongé.

Je dis d'abord qu'on n'a pas bien compris le mode d'action, ou, si vous aimez mieux, la physiologie pathologique des pansements antiseptiques. Tout le monde s'est attaché exclusivement à la théorie de Lister, empruntée aux beaux travaux de Pasteur. On a dit, et cela est très exact, que les substances dites antiseptiques étaient, le plus souvent, germicides, qu'en détruisant les germes aériens de la fermentation putride, elles empêchaient la putréfaction, à la surface des plaies, du sang et des autres matières organiques, et supprimaient ainsi les absorptions dangereuses et les infections. Mais on n'a pas voulu comprendre que les germes atmosphériques et la putréfaction n'étaient pas les seules causes de la suppuration. Celle-ci est un phénomène vital inhérent à la constitution et indépendant des causes extérieures. Que la putréfaction, si elle a lieu, donne au processus inflammatoire qui l'amène, une gravité spéciale, et qu'à cause de cela les chirurgiens aient été bien inspirés en supprimant cette putréfaction, la chose est incontestable. Mais, après cette suppression, il reste toujours l'aptitude à la suppuration, par le travail physiologico-pathologique dit inflammatoire. Or, cette aptitude, les antiseptiques l'amoindrissent quand la plaie reste ouverte; ils l'amoindrissent encore et peuvent la supprimer quand on l'a fermée, mais il ne la suppriment pas à coup sûr. Voilà ce à quoi on n'a pas fait assez attention.

Par la coagulation des matières albumineuses à la surface des plaies, dans l'épaisseur des tissus mis à nu par la cruentation, et à l'intérieur même des capillaires, peut-être aussi par une modification concomitante particulière et encore inconnue, des filets nerveux, les antiseptiques modifient la vitalité du terrain sur lequel la réparation va se faire. Ils le rendent impropre à l'inflammation intense, suppurative, en lui conservant son aptitude à l'inflammation adhésive ou plastique. J'ai développé cette action particulière dans plusieurs mémoires en 1879, 1880, 1884, et j'ai, en 1883, résumé mes opinions physiologiques sur ce sujet, en disant que les antiseptiques donnaient aux plaies, avec l'asepsie dont tout le monde a parlé, une tendance à la modération inflammatoire que j'ai caractérisée par le mot de *frigidité* (1), et jai laissé entendre que cette doctrine avait l'avantage de conduire à simplifier les pansements, au lieu de les compliquer, comme on l'avait fait de divers côtés.

. Forcé de reconnaître cependant que la théorie germicide est encore celle qui domine et qui guide la pratique et les innovations chirurgicales, je veux essayer de démontrer à nouveau les effets locaux produits par le contact des antiseptiques, en analysant comparativement leur mode d'action dans les cas où il s'agit, au lieu de plaies, de lésions abritées du contact de l'air, et dans les cas où il s'agit de plaies.

§ 2. — *Mode d'action pour les cas où il ne s'agit pas de plaie.* — J'ai à étudier ici l'application qui a été faite des antiseptiques au traitement des abcès, de la dacryocystite, de l'hydarthrose et de la pyarthrose.

1° *Abcès.* — C'est surtout pour les abcès chauds que les antiseptiques ont donné des résultats remarquables et des phénomènes consécutifs ayant une certaine ressemblance avec ceux des plaies.

Les uns ont employé pour les adultes (2) la solution phéniquée forte (5 p. 100); les autres, l'alcool rectifié. C'est à ce dernier que j'ai donné la préférence, et je sais que les suites ont été les mêmes que celles observées par mes confrères après l'usage de l'acide phénique. Je commence par une petite incision, et je fais, séance tenante, avec une seringue à oreille, trois ou quatre injections pour entraîner le pus, dont l'évacuation est d'ailleurs complétée par une compression modérée exercée avec les doigts tout autour du foyer. Dès le lendemain, le pus

---

(1) Gosselin. Sur la rigidité antiseptique des plaies. Comptes rendus des séances de l'Académie des sciences, 3 septembre 1883.

(2) Je dois faire remarquer que, dans ce travail, j'ai presque toujours en vue les adultes, parce que c'est sur eux que mon observation a été plus spécialement dirigée. Pour les abcès comme pour les plaies, les enfants sont plus exposés que les adultes à la gangrène et à l'intoxication; c'est pourquoi, chez eux, il faut diminuer beaucoup les doses, rester par exemple à un ou deux pour cent lorsqu'il s'agit de l'acide phénique.

est peu abondant et mêlé de sang. Après la seconde et la troisième séances, qui ont lieu le lendemain et le surlendemain, il est moins abondant encore et plus sanguinolent. Les jours suivants, à partir du quatrième et du cinquième, ce n'est plus que de la sérosité sanguinolente, et, vers le dixième jour, tout est cicatrisé; c'est-à-dire que, sous l'influence du médicament, la cavité pyogénique s'est resserrée plus vite qu'après l'incision simple. En même temps que le retrait de la poche et que l'agglutination des surfaces opposées se sont faits peu à peu, la sécrétion purulente a été remplacée par une exsudation séro-sanguinolente tout à fait semblable à celle que j'ai observée sur les plaies de tête traitées par l'alcool, et cicatrisées par le mécanisme intermédiaire que je rappelais tout à l'heure.

Que s'est-il donc passé du côté de l'abcès? Dira-t-on que l'action germicide et l'asepsie résultant de cette action ont joué le rôle principal? Mais quand, autrefois, nous traitions les abcès chauds sans nous servir d'antiseptiques, est-ce que c'était la putréfaction du pus ou celle du sang qui retardait la guérison? Nullement, l'air ne restait pas assez longtemps en rapport avec le pus, que nous avions soin d'évacuer chaque jour, pour que l'altération pût avoir lieu. J'ai constaté, dans mes expériences de 1879, que, dans des tubes ou des flacons restés ouverts, la putréfaction du pus n'arrivait que du quatrième au huitième jour, suivant la température et suivant l'origine du pus. Or, dans les abcès chauds de volume moyen, le pus ne séjourne jamais aussi longtemps. Quant au sang, qui est plus promptement altérable que le pus, l'ouverture de l'abcès n'en donne jamais une assez grande quantité pour qu'il y ait accumulation et séjour dans le foyer. Lorsque nous injectons un antiseptique dans la cavité d'un abcès, ce n'est donc pas par la suppression de la putréfaction que nous agissons, et n'est-il pas évident que cette substitution rapide d'une sécrétion séro-sanguinolente à la sécrétion purulente, cette promptitude du retrait et de la dessiccation définitive sont dues à une modification particulière de la vitalité des tissus? L'alcool, comme tous les vrais antiseptiques, est coagulant; d'une part, il coagule les matières albumineuses qui entrent dans la composition de la membrane pyogénique ; d'autre part, il coagule le sang dans quelques capillaires superficiels dont il amène ainsi l'oblitération. Comment ces coagulations et, peut-être l'action sur les filets nerveux amènent-elles les effets dont je viens de parler ? Il m'est difficile de le dire ; mais en présence de ces deux résultats, l'un anatomique, l'autre physiologique, je ne puis me défendre de l'idée qu'ils sont liés l'un à l'autre, que le second est la conséquence du premier, ou, si vous l'aimez mieux, que l'injection antiseptique, en changeant le mode vital de la région malade, a diminué l'intensité et la nature de l'inflammation et l'a fait passer presque d'emblée de la forme purulente à la forme séreuse et plastique. Nous verrons bientôt que, pour les autres maladies, c'est le même mode d'action qui intervient, et il intervient d'autant plus sûrement qu'il n'est pas troublé par la putréfaction, l'antiseptique ayant la double propriété de supprimer cette dernière, en même temps qu'il refroidit le champ de la maladie.

2° *Dacryocystite*. — J'observe, depuis un grand nombre d'années, un malade qui est atteint, avec une oblitération du canal nasal droit, sans tumeur ni fistule lacrymale, d'une dacryocystite passant facilement, sous l'influence du froid, à l'état subaigu et à la suppuration. En lui faisant faire tous les jours, par le point lacrymal inférieur, une injection de sulfate de zinc à 10 centigrammes pour 30 grammes d'eau distillée, je maintiens la dacryocystite à un état fort modéré, avec une sécrétion simplement muqueuse et peu abondante. Si, pour une raison quelconque, l'injection est laissée de côté pendant plusieurs jours, la sécrétion redevient purulente. Je reprends les injections et la suppuration disparaît. Il faudrait bien de la complaisance pour trouver dans ces alternatives un effet de la présence ou de la disparition des germes atmosphériques de la putréfaction, et je ne vois pas comment on prouverait que l'entrée de l'air et de ses germes se fait dans le sac lacrymal, et que, par suite de cette entrée, une putréfaction capable de provoquer la suppuration se produit dans un si petit espace, et sans qu'aucun phénomène extérieur indique la fermentation. N'est-il pas évident, au contraire, d'après ce que nous avons vu se passer pour les abcès que, dans ce cas encore, l'antiseptique (le sulfate de zinc est un antiseptique faible) agit par contact et en modifiant l'état anatomique, et, par suite, les conditions physiologiques de la muqueuse du sac ?

3° *Hydarthrose.* — Quelques chirurgiens ont ouvert largement l'articulation du genou atteinte d'hydarthrose rebelle, et y ont injecté de l'acide phénique à dose plus ou moins élevée (arthrotomie antiseptique). Je n'accepte pas cette opération, au moins d'emblée, parce qu'elle expose, dans une certaine mesure, à l'arthrite purulente, et, d'après les faits qui ont été produits, je trouve la ponction, suivie d'injection, suffisante et beaucoup moins dangereuse. C'est donc pour cette dernière opération seulement que je veux étudier le mode d'action de l'antiseptique. Certainement, lorsque Jobert (de Lamballe) envoyait de l'alcool, Bonnet (de Lyon) et Velpeau de la teinture d'iode dans une hydarthrose, ils faisaient ce que nous appelons aujourd'hui une injection antiseptique. Mais, à cette époque (c'était vers 1840), on ne parlait ni d'antisepsie, ni d'antiseptiques. On voulait irriter d'une certaine façon et changer la nature de l'inflammation. C'était la même théorie que pour le traitement de l'hydrocèle, et nous allons voir que cette théorie s'applique parfaitement à l'emploi des antiseptiques modernes, avec cette particularité que nous expliquons un peu mieux, sans cependant l'expliquer encore entièrement, le mode de substitution.

Voici comment ont procédé les chirurgiens qui ont injecté de l'acide phénique pour des hydarthroses. Dans un premier temps, ils ont conduit un trocart un peu plus gros que celui de l'hydrocèle dans la cavité articulaire, ils ont fait écouler toute la synovie, puis ils ont injecté l'acide phénique, les uns à 3 pour 100, les autres à 5 pour 100. Après un court séjour de liquide, ils l'ont laissé sortir, et ont fait une seconde, troisième et quatrième injection, en la répétant aussi souvent qu'il le fallait pour arriver à n'avoir plus qu'un liquide dépourvu de noyaux fibrineux. Notre collègue, M. L. Labbé (1), a fait passer ainsi jusqu'à quatre litres de liquide dans un genou; MM. J. Bœckel (2) et Delens (3) n'ont pas été au delà de deux ou trois litres. Cette multiplicité des injections et cette quantité de liquide mise en rapport avec la synoviale malade constituent un procédé différent de celui de Velpeau et Bonnet qui ne faisaient qu'une seule injection et la laissaient séjourner quelques minutes. Ce n'est plus une simple injection qu'on fait aujourd'hui, c'est un lavage, c'est-à-dire un contact réitéré, avec une pression plus où moins forte à chacun des contacts. Je n'insiste pas sur les résultats cliniques; ils ont été, en général, satisfaisants, en ce sens que l'inflammation consécutive, la synovite est restée modérée, et ne s'est pas terminée par suppuration, si ce n'est dans un cas de M. Delens, où la chose peut s'expliquer par quelque irrégularité du traitement consécutif.

Quel a été, dans ces cas, le mode d'action de l'acide phénique? Croira-t-on encore que c'est par sa propriété germicide qu'il a été utile? Mais d'où seraient venus les germes qu'il aurait eu à détruire? Se seraient-ils donc produits d'emblée dans l'articulation, sans venir du dehors par une sorte de génération spontanée? Rien ne le prouve, et ce serait contraire à l'opinion si généralement adoptée de M. Pasteur. Seraient-ils venus du dehors? La chose est d'autant plus impossible que le chirurgien, dans son opération, prend, et la chose est facile à réaliser, toutes les précautions nécessaires pour que l'air n'entre pas dans l'articulation. N'est-il pas permis de croire à une coagulation intra-vasculaire qui a oblitéré et supprimé un certain nombre des capillaires anormaux de cette synoviale malade, et a changé sa vitalité? Ne croyez-vous pas que ce contact et cette pression, plusieurs fois renouvelés, ont dû agir de la même façon que le contact du liquide versé avec un compte-goutte

(1) L. Labbé. Communication à l'Académie de médecine, séance du 10 juin 1884.

(2) J. Bœckel. Chirurgie antiseptique, 1882, p. 308.

(3) Delens Communication à l'Académie de médecine, séance du 30 décembre 1884.

sur les membranes interdigitales de nos grenouilles? N'est-il pas possible d'ailleurs que l'antiseptique ait modifié aussi d'une manière favorable les filets nerveux et le tissu même de la membrane? Sans trop m'aventurer sur ces points hypothétiques, ne m'est-il pas permis d'admettre que les lavages ont amené un changement favorable dans la vitalité et les aptitudes pathologiques de la synoviale? On peut me dire, il est vrai, qu'après les lavages, il y a eu une certaine irritation qui s'est traduite par quelques douleurs et un nouvel épanchement. Mais l'opération ne fait disparaître qu'un certain nombre de capillaires et n'agit que sur une partie des filets nerveux. Ce qui en reste suffit pour donner lieu aux phénomènes dont nous venons de parler.

La preuve qu'une modification importante s'est produite dans la synoviale, c'est que l'épanchement de retour se résorbe promptement et ne reparaît plus. Certainement les lavages ont produit quelque chose d'analogue à ce que demandaient nos prédécesseurs, savoir la substitution d'une inflammation meilleure à l'inflammation de mauvaise nature qui existait auparavant, et, par suite de cette substitution, un rétablissement de l'équilibre entre la sécrétion et l'absorption. Seulement aujourd'hui, un peu plus éclairés sur le mode d'action de nos antiseptiques, nous savons que, pour obtenir la frigidité désirée de l'articulation, nous devons, au lieu d'injecter peu de liquide, en injecter beaucoup en plusieurs fois, et ne pas craindre l'emploi d'une dose qui autrefois aurait paru trop irritante, et cela parce qu'avec une dose modérée on n'oblitère pas assez de capillaires, et on augmente les chances, en en laissant trop de perméables, d'une inflammation suppurative. Ce qui est très remarquable, en effet, après ces lavages articulaires phéniqués au vingtième, c'est la modération du travail inflammatoire consécutif, et je ne crains pas de répéter pour les jeunes chirurgiens, que le seul moyen d'obtenir cette modération et de mettre leurs malades à l'abri de la suppuration, c'est d'employer (je ne parle toujours que pour les adultes) la solution phéniquée forte et d'en envoyer quatre ou cinq litres en plusieurs fois dans la cavité articulaire.

4° *Pyarthrose ou abcès articulaires.* — Je laisse de côté la suppuration des synovites fongueuses, parce que la question est trop nouvelle et trop obscure. Il est vrai qu'il en est à peu près de même pour l'arthrite suppurée non fongueuse. Dans quelques-uns des faits que nous rapportent les feuilles périodiques, on a préféré d'emblée l'arthrotomie à la ponction, et l'on a fait pénétrer l'antiseptique par une ou deux longues incisions; après quoi l'on a fait la suture, le drainage, l'enveloppement avec une gaze phéniquée et l'immobilisation de la jointure. Mais que de variétés dans le mode d'exécution! Les uns n'ont fait qu'une seule incision rectiligne, les autres deux, les autres une seule curviligne circonscrivant un grand lambeau antérieur. Les uns ont employé l'acide phénique au vingtième, les autres au quarantième; les autres au centième, sans donner les motifs de leur préférence, et sans paraître guidés par une autre théorie que celle de l'action germicide. Quelques-uns, toujours sans exposer leurs motifs, ont donné la préférence au chlorure de zinc, tantôt à 5 %, tantôt à 7 ou 8 %, d'autres au sous-nitrate de Bismuth. Si le plus grand nombre ont fait la suture, quelques-uns ne l'ont pas faite. Quant aux drains, ou bien l'on n'en a pas mis, ou bien on en a mis un, deux ou trois et on les a laissés deux, trois, six, huit, dix jours, sans paraître guidé par autre chose que le hasard ou la fantaisie. Rien de moins réglé en un mot que l'arthrotomie antiseptique, dans l'état actuel de la chirurgie, et cela parce qu'on n'est pas guidé par des notions physiologiques suffisantes. C'est toujours la théorie germicide qui domine; on croit avoir tout fait, du moment où l'on a eu l'intention d'empêcher l'altération du pus au contact de l'air dans la jointure. Mais non, tout n'est pas fait; il y a encore et surtout à changer les conditions pathologiques de la synoviale, et à supprimer son état inflammatoire. La destruction des germes de la putréfaction n'y suffit pas; il faut, par un contact réitéré ou prolongé de l'antiseptique modifier la vascularisation et l'innervation. Comment y arriver avec l'arthrotomie? Personne ne le sait ou ne l'a dit, et voilà pourquoi la question est assez obscure et le succès rare.

Pour moi, qui crois à une modification antiphlogistique et

antisuppurative donnée aux parties enflammées par les antiseptiques, je préfère pour les abcès articulaires qui n'ont pas
encore perforé la synoviale, comme pour l'hydarthrose, la
ponction et les lavages abondants avec la solution phéniquée
au vingtième, et je n'en viendrais à l'incision qu'après deux
échecs au moins. Sans doute, si l'articulation est très malade,
si, en particulier, les cartilages sont résorbés, une ankylose
consécutive est possible ; mais ce serait le résultat de la maladie et non du traitement. Je regrette de ne pouvoir citer qu'un
seul exemple à l'appui de ma manière de voir ; je l'ai trouvé à
la page 311 de la chirurgie antiseptique de J. Bœckel (1882).
L'articulation du genou droit contenait 250 grammes de liquide
purulent. La ponction et trois lavages phéniqués ont été faits
au moyen d'un gros trocart. L'inflammation consécutive a été
très modérée. Le chirurgien croit que la guérison s'est main-
tenue, mais il ne nous dit pas si c'est avec ou sans une ankylose. L'auteur, d'ailleurs, n'est, comme moi, partisan de l'arthrotomie que pour les cas dans lesquels on a échoué avec la
ponction et les lavages.

§ 3. *Mode d'action sur les grandes plaies opératoires.* —
1o Pour les plaies qu'on ne peut pas ou qu'on ne veut pas
fermer, le problème qui concerne le choix et le mode d'application des antiseptiques est, pour moi, des plus simples. Tous
empêchent la putréfaction et par conséquent les septicémies ;
tous modèrent le travail inflammatoire qui amène et entretient
la suppuration, inévitable dans les cas de ce genre. Peu importe
le choix, pourvu que les deux indications soient bien remplies,
et qu'elles le soient sans intoxication. A ce point de vue, l'acide
phénique au vingtième, l'alcool pur pendant les premiers jours,
étendu d'eau à partir du huitième au dixième jour, l'eau-de-
vie camphrée, la sublimé au millième avec ou sans mélange
d'alcool (1) sont également bons. Après avoir bien lavé la plaie

---

(1) Ce qui rend aujourd'hui l'appréciation des antiseptiques assez difficile,
c'est que les uns les emploient à l'état d'isolement, les autres à l'état de mé-
langes. Souvent on lave avec l'acide phénique, puis on met sur la plaie une

.avec l'une ou l'autre de ces substances, on la recouvre d'une mousseline mince pliée en dix ou douze doubles et imbibée de l'antiseptique choisi, on met par-dessus un taffetas ciré ordinaire, on enveloppe largement avec un nouveau morceau de mousseline imbibé de même et qu'on assujettit avec une bande en tarlatane. Se servir du spray, en pareil cas, du makintosh, d'une gaze préparée à l'avance, listérienne ou autre, sont choses parfaitement inutiles. On a détruit assez de germes. Ceux qui arriveront ultérieurement sur la plaie ne feront pas de mal, parce que les liquides et les tissus de cette plaie ont été rendus et sont maintenus imputrescents par le contact permanent de l'antiseptique. L'état de frigidité, c'est-à-dire d'inaptitude à l'inflammation exagérée est entretenu par cette même application. Inutile donc de s'embarrasser de pièces qui demandent une fabrication spéciale. Il est beaucoup plus commode de pré-.parer soi-même ou de faire préparer sous ses yeux, séance tenante, tout ce dont on a besoin, et c'est tout aussi efficace..

. 2° Pour les grandes plaies opératoires qu'on peut fermer, comme celles qui résultent de la plupart des amputations et ablations de tumeurs (celles du sein en particulier), je ne pose .plus aujourd'hui la question de savoir s'il faut préférer la réunion immédiate au pansement ouvert. J'ai pu avoir quelques doutes sur ce point, pencher même vers le choix de la plaie ouverte à l'époque où nous n'avions pas les antiseptiques. .Mais aujourd'hui que, grâce à ces agents, nous pouvons avoir la guérison sans suppuration ou après une suppuration partielle et de courte durée, je n'hésite plus, et je préfère le mode de pansement avec lequel je suis sûr de donner à mon malade une guérison plus prompte et plus commode, c'est-à-dire la réunion.

---

tarlatane imbibée de liqueur de Van Swieten ou de chlorure de zinc, ou de e gaze saupoudrée de chloroforme. A Paris, quelques chirurgiens ajoutent à la solution de sublimé au millième un quart, un tiers d'alcool ou d'eau-de-vie camphrée. Chacun fait un peu à sa guise. Heureusement pour les plaies ouvertes, et qui doivent suppurer, tout réussit; je me suis, quant à moi, trouvé très bien de l'eau-de-vie camphrée, que j'avais vu employer dans mon service par mon collègue M. Delens, et je m'y suis tenu.

Le succès plus ou moins prompt de cette dernière dépend un peu de l'antiseptique qui détruit les germes et assure l'imputrescence par la coagulation, mais beaucoup aussi des soins accessoires ou auxiliaires au moyen desquels on assure la frigidité. C'est du côté de ces accessoires qu'ont été faites, dans ces derniers temps, les innovations principales, et c'est parce qu'en les cherchant on s'est laissé trop exclusivement diriger par la théorie germicide qu'on a eu tant de peine à trouver les vrais perfectionnements, et qu'au lieu de simplifier, on a tant compliqué. C'est parce que l'on s'est peu à peu éloigné de cette théorie qu'on s'est approché davantage du but qui est, avec la prophylaxie de la septicémie, la suppression complète de la suppuration.

Examinons d'abord à ces divers points de vue le pansement de Lister, tel que nous l'avons tous employé pendant un certain nombre d'années. Nous y trouvons comme parties essentielles: i° les soins de propreté avant l'opération, le lavage, avec une solution phéniquée au quarantième et même au vingtième, des mains, des instruments et de toute la région sur laquelle doit porter l'opération ; 2° le nettoyage de la plaie pendant l'opération et son lavage abondant après, avec la solution phéniquée forte (au vingtième); 3° l'emploi pour ces lotions d'éponges très propres et maintenues, quelques jours avant l'opération, dans la même solution phéniquée forte. A l'aide de ces moyens, on détruit les germes de putréfaction que l'air amène autour de la plaie, en même temps que, par la coagulation, on rend les liquides et les tissus imputrescents, double mécanisme à l'aide duquel nous prévenons la putréfaction et préparons la frigidité.

Arrivons maintenant aux auxiliaires, c'est-à-dire aux parties du pansement de Lister, qui ne servent en réalité qu'à préserver de la suppuration et à assurer la cicatrisation immédiate. Parmi ces auxiliaires, les uns sont inutiles, les autres ont au contraire une grande utilité.

Parmi les inutiles, citons d'abord le *spray* (1). Il a été inspiré

(1) Ce que je dis de l'inutilité de la pulvérisation phéniquée ne s'adresse
Gosselin.   2

à Lister, par une idée fausse, la nécessité de continuer, pendant toute l'opération, l'attaque des germes atmosphériques de la putréfaction. Mais, qu'importent ces germes autour de la plaie, du moment où il n'y en a plus sur celle-ci et où, s'il en vient encore, ils trouvent des éléments qu'ils ne peuvent altérer? Or, les lotions abondantes dont j'ai parlé ont détruit suffisamment les germes, et elles ont rendu réfractaire à leur action, c'est-à-dire imputrescent, tout ce qui se trouve à la surface de la plaie. Assurément, je ne veux pas dire que le brouillard phéniqué soit dangereux; il est parfois incommode, le plus souvent inutile; cela suffit pour le laisser de côté, ce qu'ont fait du reste la plupart des chirurgiens.

La protection de la ligne de suture par la protective ou silk est également sans utilité. Lister l'avait adoptée pour préserver la suture du contact irritant de l'acide phénique. Mais ce qui était irritant, ce n'était pas l'acide phénique lui-même, c'était la gaze sèche et dure dans laquelle il était incorporé. Remplaçons cette gaze par la mousseline que nous rendons souple et douce en la trempant nous-même dans une solution phéniquée faible (au 40ᵉ ou au 50ᵉ); la suture supportera ce contact sans aucun inconvénient, et nous serons débarrassés du même coup de deux objets superflus, pour lesquels nous étions obligés de recourir à des fabricants. J'en dirai autant du makintosch. Le taffetas ciré, la gutta-percha laminée remplissent tout aussi bien l'indication d'entretenir l'humidité de notre gaze phéniquée, humidité qui permet à celle-ci, d'une part, d'envoyer pendant la journée des vapeurs antiseptiques sur la plaie et autour d'elle, d'autre part de se laisser pénétrer et imbiber par les liquides que les drains laissent écouler.

Restent parmi les auxiliaires de Lister, la suture et le drainage. L'un et l'autre, dans la pensée de l'éminent chirurgien, ont toujours pour but de s'opposer à l'action des germes atmo-

---

qu'aux plaies que nous pouvons laver abondamment. Pour celles que nous ne pouvons pas laver ainsi, telles que celles de l'ovariotomie, de la laporotomie, de certaines hernies étranglées, le spray a toujours son avantage, la poussière remplaçant la lotion.

sphériques, le premier en empêchant l'accès de l'air, le second en favorisant l'écoulement du sang, et ne lui permettant pas de s'altérer dans le cas où il séjournerait, et où par hasard les germes, malgré toutes les précautions prises pour les détruire, arriveraient encore au fond de la plaie. Ce n'est pas ainsi que je comprends la suture et le drainage, en associant à ce dernier la compression. Leur grand avantage est d'utiliser pour la cicatrisation immédiate l'aptitude qui a été donnée à la plaie par l'antiseptique. Pour les bords que la suture a mis et maintient en contact, la chose est toute simple; aucun corps étranger ne s'interpose entre eux, et n'empêche la mise en œuvre des matériaux plastiques fournis par les surfaces affrontées. Mais pour celles des parties profondes qui n'ont pu être mises en contact parfait, ce n'est plus aussi facile, et c'est là que le drainage avec la compression adjuvante a son utilité. D'une part les drains laissent écouler le sang qui est toujours versé par les capillaires pendant un certain nombre d'heures après toute opération, et qui, s'il s'accumulait derrière la suture, maintiendrait les surfaces écartées, empêcherait leur agglutination, et les amènerait peut-être à la suppuration qui est la conséquence inévitable d'un travail inflammatoire même modéré, lorsqu'un obstacle matériel s'oppose à la cicatrisation immédiate. D'autre part, la compression bien faite favorise l'expulsion du sang par les drains, en même temps qu'elle peut, en bouchant les orifices des capillaires, diminuer la quantité qui s'exhale de la plaie. Tout ceci avait été parfaitement compris par MM. Arlaud et Rochard (1), lorsqu'ils ont parlé du drainage préventif, et par Azam et les autres chirurgiens de Bordeaux, lorsque, sans employer le moindre antiseptique (vers 1871), ils obtenaient de si beaux succès en drainant leurs plaies et exerçant une compression avec la ouate et une bande convenablement appliquées.

Les chirurgiens ont mieux accepté ces auxiliaires, lorsqu'on les eut présentés comme un complément de la théorie germicide,

---

(1) Art. Drain du Dictionnaire de médecine et de chirurgie pratiques, publié par J.-B. Baillière, t. II.

et cependant cette théorie n'avait rien à faire ici. Il fallait supprimer un obstacle à l'agglutination immédiate. Les drains et la compression étaient des compléments mécaniques, et rien autre chose, et plus nous allons avancer, plus nous verrons que cet écoulement sanguin post-opératoire a été, malgré la destruction des germes, la pierre d'achoppement du pansement de Lister et des autres pansements antiseptiques. En effet, qu'est-il arrivé bien souvent? Les bords de la plaie se réunissaient, mais le sang, quoi qu'on fît, s'amassait plus ou moins dans la partie profonde. Tantôt il se coagulait dans les drains et les bouchait, tantôt il se coagulait et se desséchait sur la gaze sèche de Lister, au niveau des orifices des drains et obturait ces orifices; tantôt la plaie donnait trop de sang pour que tout pût s'écouler au dehors ; il y avait donc rétention, et celle-ci était suivie de suppuration, non pas parce que le sang se putréfiait, mais parce qu'il est dans la destinée des surfaces cruentées, qui ont perdu une partie de leur pouvoir absorbant (1), et qui, maintenues à distance par un corps étranger, ne peuvent pas utiliser leur exsudat plastique, de passer à l'exsudat purulent; sans compter que, dans bien des cas, on a laissé les drains trop longtemps en place, ce qui leur a permis d'agir comme des corps étrangers irritants (2). Bref, le pansement de Lister, même après les réductions et simplifications dont je parlais tout à l'heure, a donné quelquefois des cicatrisations immédiates en six à huit jours, et a par là rendu un grand service aux malades. Il a, dans d'autres cas, donné la cicatrisation intermédiaire, après quinze ou vingt jours d'écoulement sanguin et séreux, et il a encore

(1) Je me demande, en effet, si par suite de la disparition d'un certain nombre de capillaires, la surface des plaies n'est pas devenue incapable de résorber assez vite le sang qui s'épanche et séjourne un peu dans leur fond.

(2) Il n'y a jamais eu de règle fixe pour le séjour des drains. La durée de ce séjour a varié entre deux et vingt jours, et pendant ce laps de temps, quelques chirurgiens les ôtaient pour les désobstruer et les remettre en place, après les avoir graissés d'huile phéniquée ; les autres ne les ôtaient pas. J'ai, pour ma part, adopté depuis longtemps la pratique de ne laisser es drains que deux jours, trois au plus, si l'écoulement sanguin est abondant, et de les désobstruer chaque jour.

été très utile. Bien souvent enfin, il a donné des guérisons au bout de vingt-cinq ou trente jours et plus, après cicatrisation mixte, c'est-à-dire après écoulement de sang d'abord, de pus ensuite.

L'érysipèle a d'ailleurs été très rare, et la pyoémie dans des cas absolument exceptionnels, dans lesquels on l'a observée, a pu être due à ce qu'on n'avait pas bien suivi les règles, et en particulier à ce qu'on n'avait pas assez abondamment lavé la plaie avec l'antiseptique avant de la fermer. C'est le moment de rappeler en effet que la théorie de la destruction des germes atmosphériques ne faisait pas bien saisir l'utilité de ce lavage, que la connaissance des effets locaux sur la plaie permet de comprendre beaucoup mieux.

Quoi qu'il en soit, il y avait dans le pansement primitif de Lister, deux inconvénients: 1° l'encombrement de pièces inutiles qui avaient été inventées sous l'impulsion d'une théorie exagérée; 2° la fréquence des guérisons après plus ou moins de suppuration.

On a de plus accusé ce pansement d'avoir occasionné des empoisonnements. Le Dr Kocher, de Berne, par exemple, a parlé (1) de 11 cas d'empoisonnements phéniqués graves dont quatre mortels. Nous n'avons jamais eu en France, à ma connaissance du moins, d'empoisonnement mortel à la suite du lavage et du pansement des plaies avec la solution au vingtième chez les adultes. Je ne crois pas non plus qu'il y en ait eu chez les enfants avec les solutions plus faibles dont nous avons l'habitude de nous servir pour eux. Nous avons bien eu quelquefois ces colorations brunes de l'urine qui indiquent la résorption de l'acide phénique: mais l'intoxication, dans cette limite était, sans gravité, et a cessé du moment où, avertis par le phénomène, nous avons affaibli les doses. Il faut que, dans les faits de M. Kocher, l'acide phénique ait été employé sciemment ou par mégarde, à des doses plus élevées que celles dont nous nous servons. Cet auteur convient d'ailleurs que, dans quelques-uns de ses faits, l'intoxication a pu être due à l'abus du

---

(1) Revue de chirurgie, Paris, 1883, t. III, p. 565.

spray dirigé sur la plaie pendant une opération longue. Nous n'avons pas eu, en France, besoin de ces accidents pour comprendre que le spray, à part les quelques cas dont j'ai parlé plus haut, doit être laissé de côté. L'auteur convient, d'autre part, que, sur ses quatre morts, trois peuvent s'expliquer par d'autres accidents : une par une hémorrhagie secondaire, une par le chloroforme mal donné, une par la pyohëmie. Avec ces rectifications et en présence de ce qui s'est passé autour de moi à Paris, je n'accepte pas la possibilité de l'empoisonnement comme une contre-indication à l'emploi fait avec soin de l'acide phénique dans les pansements.

J'ai entendu reprocher aussi à l'acide phénique d'avoir produit des érythèmes. Ici il faut distinguer. Je n'ai pas vu de ces érythèmes lorsque j'avais employé comme pièce extérieure la mousseline imbibée par moi-même avec la solution faible. J'en ai vu au contraire sous la gaze phéniquée de Lister, et je crois que cette petite complication a été due plutôt à la parafine et à la résine mélangées avec l'acide phénique, dans des proportions qui deviennent quelquefois trop fortes, parce que cette proportion est, dans une certaine mesure, subordonnée au caprice ou à la fantaisie des ouvriers. En un mot, je vois dans l'érythème une raison pour laisser de côté la gaze listérienne, mais non pas pour abandonner l'usage de l'acide phénique.

On a parlé, enfin de la mauvaise odeur de l'acide phénique. Mais ce n'est un inconvénient que pour quelques personnes d'une susceptibilité exceptionnelle. Pour celles-là on pourra choisir un autre antiseptique. Mais, pour la majorité des malades, il n'y a pas là encore un motif sérieux de répulsion.

C'est pour les raisons qui précèdent, et surtout à cause de la fréquence des suppurations, que les chirurgiens ont cherché des innovations, soit en changeant l'antiseptique, soit en changeant les auxiliaires.

§ 4. *Innovations relatives à l'antiseptique lui-même.* — Un certain nombre de chirurgiens et surtout de chirurgiens étrangers à la France, ont pensé qu'il y avait des antiseptiques meilleurs que l'acide phénique, et par meilleurs ils entendaient ceux qui détruisent mieux les germes de la putréfaction au niveau et autour de la plaie, comme si c'était seulement la putréfaction qui faisait suppurer, et comme s'il n'y avait pas chez un blessé bien d'autres conditions locales et générales qui amènent la formation du pus. Mais c'est en vain qu'on s'est adressé d'abord à l'acide borique, à l'acide salicylique, à l'eau oxygénée, au chloral. Germicides sans doute, mais peu coagulantes, ces substances ont encore moins empêché la suppuration que l'acide phénique, et il a fallu bientôt y renoncer. C'est en vain qu'on s'est adressé plus tard au sublimé (Bergmann et Koch), au chlorure de zinc (Bardeleben et Kocher), à l'iodoforme (Mozetig et Billroth). Ces antiseptiques, selon moi, ne valent pas mieux pour les grandes plaies opératoires, les seules dont je m'occupe en ce moment, que l'acide phénique au 20e, ou l'alcool à 86o.

Le sublimé au 1000e est peut-être un peu plus germicide, comme le montrent les tableaux de M. Miquel ; mais il est moins coagulant. Je m'en suis assuré en en versant goutte à goutte dans un verre de montre qui contenait 2 grammes d'eau albumineuse (de blanc d'œuf) et dans un autre qui contenait de la sérosité d'hydrocèle, et voyant qu'il fallait de 20 à 30 gouttes pour obtenir la coagulation, tandis que la même expérience faite avec l'acide phénique et l'alcool m'a donné la coagulation dès la première ou la seconde goutte. D'autre part, il m'a fallu quarante à cinquante minutes et huit attouchements pour arrêter la circulation de la membrane interdigitale sur les pattes postérieures des grenouilles, tandis qu'avec la solution phéniquée forte et l'alcool, je les obtenais presque instantanément après un seul et quelquefois deux attouchements. Je comprends mieux l'emploi du sublimé, quand on l'associe avec l'alcool, comme le font en ce moment quelques chirurgiens français et notamment M. Richet.

Le chlorure de zinc à 5 et 10 0/0 est certainement germicide aussi. Je l'ai trouvé coagulant dans un verre de montre, mais je n'ai pu obtenir avec lui coagulation intravasculaire sur la membrane interdigitale des grenouilles. D'ailleurs, quelques chirurgiens et notamment M. Kocher (1) ne veulent pas qu'on

_____

(1) Revue de chirurgie, t. III, 1883, p. 555.

l'emploie pour les pansements au-dessus de 2 0/0 ; à cette dose il est à peine coagulant, et s'il a paru donner des succès, cela tient peut-être à ce qu'on avait commencé par toucher les plaies pendant et après l'opération, avec l'acide phénique. Du reste, nous n'avons guère employé en France le chlorure de zinc à l'une ou à l'autre des doses qui précèdent, et je n'ai pas eu par conséquent l'occasion de me renseigner sur les résultats obtenus, et sur la dose qui, si l'on abandonnait l'acide phénique, devrait définitivement être adoptée.

L'iodoforme satisfait mieux que les deux précédents aux indications des antiseptiques. D'abord il est beaucoup plus germicide que le sublimé, et comme coagulant intravasculaire je le place à peu près au même rang que la solution phéniquée au 20ᵉ et l'alcool. En effet, il m'a suffi d'une seule application d'éther iodoformé dans la proportion de 5 grammes d'éther pour 2 grammes d'iodoforme et de six minutes d'attente pour voir la circulation s'arrêter sur la membrane interdigitale des grenouilles (1). Je sais d'ailleurs que plusieurs de mes collègues à Paris ont été satisfaits de cet antiseptique. Il est vrai que la plupart d'entre eux ont associé les lavages phéniqués avec l'application de l'iodoforme, et que, dans cette association, il faut attribuer une certaine part du succès à l'acide phénique.

Quant à la solution alcoolique de Gaulthéria que j'ai étudiée avec M. Albert Bergeron, en 1880 (2), et dont j'ai fait quelques applications dans mon service, à l'hôpital de la Charité, c'est aussi un bon antiseptique ; mais il n'agit pas autrement que l'alcool un peu affaibli, ou comme l'eau-de-vie camphrée ; je n'ai donc eu aucun motif pour lui donner une préférence exclusive.

Bref, je ne nie pas qu'en apportant toujours les mêmes soins dans le pansement, on ne puisse avoir avec l'un ou l'autre des antiseptiques dont je viens de parler, d'aussi bons résultats qu'avec le procédé de Lister simplifié. Je dis seulement qu'aucune de ces innovations ne donne à coup sûr les résultats que

---

(1) Compte rendu de l'Acad. des sciences, Paris, 8 déc. 1884, p. 1003.
(2) Archives générales de médecine, janvier 1881.

nous avons tous demandés à ce dernier, et qu'il a donnés quelquefois, mais non toujours, savoir la guérison, sans aucune
suppuration, des plaies fermées. Et la preuve qu'il en est ainsi,
c'est que les mêmes auteurs qui ont préconisé ou la liqueur de
Van Swieten, ou l'iodoforme, ou le chlorure de zinc (1), les ont
abandonnés, ou tout au moins les ont plus ou moins largement
associés à l'acide phénique; la preuve encore, c'est qu'on a in-
nové non seulement en matière d'antiseptique, mais aussi sous
le rapport des auxiliaires.

§ 5. *Innovation concernant les auxiliaires.* — Je ne reviens pas
sur les innovations que nous avons introduites en France dans
le pansement phéniqué de Lister en supprimant les accessoires
inutiles. Ces innovations n'étaient guère que des suppressions et
par conséquent des simplifications. Je veux parler des nou-
veautés qui ont consisté dans l'intervention de pièces nouvelles:
1° un mot d'abord sur les innovations relatives aux fils à liga-
ture. J'ai lu dans le travail de M. de Santi (2) que, d'après Kocher, les fils de catgut, conservent toujours malgré leur préparation à l'acide phénique et leur immersion permanente dans l'huile
phéniquée, une certaine quantité de germes de fermentation putride. J'ai quelque peine à croire à la justesse de cette opinion
sur le catgut, bien qu'elle soit fondée sur des expériences en ap-
parence concluantes. Mais l'imputation fût-elle juste, je craindrais
peu et même je ne craindrais pas du tout les germes du petit fil,
car je l'applique sur des tissus devenus imputrescents par le lavage phéniqué, et je suis convaincu que, grâce à ce lavage et aux
vapeurs que le pansement bien fait envoie consécutivement dans
le fond des plaies, ni les tissus, ni les liquides ne seront attaqués
par les germes en question. Le catgut aura toujours, sur la soie
fine que préfère M. Kocher, l'avantage de se résorber un peu
mieux. Il est vrai que, d'après cet auteur, la soie fine phéniquée

---

(1) Je ne parle pas ici du sous-nitrate de bismuth, parce qu'il joue dans
le pansement qu'on fait avec lui tout à la fin le rôle principal et le rôle ac-
cessoire. Pour ce motif, je l'étudie à part un peu plus loin (p. 556).

(2) De Santi. Sur les dernières évolutions des pansements antiseptiques.
Arch. gén. de médecine, VIIe série. t. 2, p. 302, 1883.

ne fait pas suppurer et s'enkyste au milieu des matériaux plastiques de la cicatrisation immédiate.

Je ne suis pas fâché d'apprendre qu'il en est ainsi et que la soie peut avec avantage remplacer le catgut, attendu que nous l'avons plus facilement sous la main et qu'elle n'exige pas, comme ce dernier, une préparation spéciale. Mais il n'était pas inutile de rappeler, à propos de cette opinion de M. Kocher, que les germes ne sont pas toujours aussi facilement détruits que beaucoup de personnes l'ont cru depuis Lister, et que d'ailleurs nous sommes assurés contre ceux qui persisteraient ou viendraient après le pansement, par l'imputrescence que la coagulation et le contact ont donnée pour un certain nombre de jours, aux parties profondes de la plaie.

2° Quelques innovations ont été faites dans le drainage. Comme on n'arrivait pas, ainsi que je l'ai dit plus haut, à une entente sur le nombre de jours pendant lesquels les drains de Chassaignac devaient rester en place, non plus que sur le degré d'utilité de les visiter et de les désobstruer, s'il était nécessaire, et comme aussi ces questions se trouvaient liées à celle du renouvellement plus ou moins fréquent des pansements, Neuber [1], très partisan des pansements rares a imaginé les drains résorbables en os ou en ivoire décalcifié. Il enfermait ces drains dans le pansement qu'il ne renouvelait pas avant le huitième ou le dixième jour ; quand il le renouvelait, les drains avaient disparu dans le trajet qu'ils avaient occupé, et on n'en retrouvait que la portion qui était restée saillante au dehors. L'idée était ingénieuse ; mais la pratique de ces drains résorbables ne s'est pas généralisée. Est-ce parce qu'ils ne laissaient pas écouler aussi bien qu'on l'avait espéré, le liquide sanguinolent ? est-ce parce que, construits un peu gros, ils irritaient et provoquaient la suppuration ? Je ne saurais dire ; mais ce que je sais bien, c'est qu'aujourd'hui, à peu près partout, on ne se sert plus de ces sortes de drains.

Une meilleure innovation, dont j'ai dit quelques mots plus haut (p. 20) est celle qui a cherché à régler et surtout à limiter

(1) De Santi. Loc. cit., p. 339.

le séjour des drains. Je suis entré dans cette voie, et je n'ai pas
été le seul, mais tout le monde ne nous a pas suivis, et certainement le principe de ne laisser les tubes à drainage que deux
jours, trois au plus, ne s'est pas généralisé dans la pratique. Je
ne sais pas quel est l'avenir du drainage dans le pansement des
plaies profondes que l'on ferme. Je vais parler tout à l'heure
d'une innovation importante qui le supprime. Mais si, ce qui
est possible, cette innovation ne passe pas dans la pratique, et
si l'on conserve cet auxiliaire si bon et si utile du pansement
de Lister, je désire insister sur ce point que les tubes à drainage sont excellents pendant les deux ou trois premiers jours,
alors que les surfaces modifiées par l'acide phénique sont le
plus propres au travail plastique de la réunion immédiate, et
qu'il est si utile d'empêcher l'interposition du sang entre les
surfaces qui doivent s'agglutiner. Mais à partir du troisième
et surtout du quatrième jour, le sang s'écoule beaucoup moins,
ou ne s'écoule plus du tout; les drains sont donc inutiles, et ne
peuvent qu'empêcher l'utilisation des matériaux plastiques de
la cicatrisation, irriter même et faire suppurer. Si le sujet est
de ceux chez lesquels l'écoulement sanguin se prolonge davantage, on peut espérer que le liquide sera chassé par la compression exercée au moyen du bandage extérieur, et par la main
à chaque renouvellement du pansement. Si, malgré ces auxiliaires, le sang continue à s'écouler et surtout à s'amasser, il
faut s'attendre à un peu plus ou un peu moins de suppuration;
mais du moins, les drains n'en auront pas été cause. Ne l'ou-
blions pas, d'ailleurs, pour que l'agglutination se fasse d'emblée entre les surfaces profondes d'une plaie, une des conditions nécessaires est la cessation prompte, en quelques jours,
de cet écoulement sanguin qui, tant qu'il persiste, entraîne les
matériaux plastiques ou empêche leur formation. Malheureu-
sement, l'acide phénique, l'alcool et les autres antiseptiques,
malgré leur puissance coagulante, n'ont pas la vertu de s'opposer au suintement versé par ceux des capillaires qui n'ont pas
été oblitérés, et ce suintement dépend presque toujours d'une
aptitude personnelle, d'une idiosyncrasie voisine de l'hémophi-
lie. N'y a-t-il pas cependant quelque substance capable d'obli-

térer les orifices capillaires mieux que le font les antiseptiques dont j'ai parlé jusqu'à présent? Nous allons voir tout à l'heure, que, peut-être, le sous-nitrate de bismuth répond mieux que tout autre à cette indication.

3° J'ai à m'arrêter encore sur deux innovations relatives à l'auxiliaire compression. Beaucoup de chirurgiens, et je suis du nombre, ont ajouté aux pièces extérieures de l'appareil, et par-dessus elles une couche de ouate, en ayant soin de mettre des tampons plus épais dans les endroits les plus déprimés, au niveau desquels il est utile de refouler pour assurer le contact des surfaces profondes, et par suite leur accolement. D'autres ont complété le pansement avec une bande élastique, ce qui est une bonne chose, à la condition de ne pas trop serrer et de desserrer au plus tôt, si la constriction avait été trop forte et occasionnait de la souffrance ou seulement une grande gêne. On ne doit pas oublier, en effet, que l'une des suites possibles des antiseptiques est la production d'eschares, qu'explique en partie la suppression d'un certain nombre de capillaires. Si, à cette cause, on ajoutait une compression trop forte, l'accident aurait plus de chance de se produire (1).

4° *Innovation consistant dans l'addition de substances perméables.* — Je viens de signaler à diverses reprises l'obstacle à la cicatrisation immédiate apporté par l'écoulement sanguin post-opératoire. Il n'a pas été difficile de reconnaître qu'après le pansement pur de Lister, le sang fourni par les drains imbibait difficilement la gaze phéniquée sèche qui fait partie de l'appareil. On a pu remarquer souvent que le sang, desséché sur cette gaze, bouchait les orifices des drains, empêchait leur fonctionnement et amenait cette accumulation qu'il faut éviter

---

(1) Il ne faut pas exagérer cette possibilité d'eschare. Elle se réalise rarement, à la condition toujours de ne pas trop serrer, à la suite des amputations ou des ablations de tumeurs. Il faut y penser plus spécialement quand on se trouve en présence d'une plaie des doigts: c'est sur ces organes que l'on a vu le plus souvent se produire la gangrène au contact de l'acide phénique concentré, surtout lorsqu'on a l'imprudence d'y ajouter un bandage compressif. J'en connais deux exemples, et M. le Dr Blusson en a cité trois dans sa thèse. Paris, 1884, n. 44.

à tout prix. J'y avais bien remédié, en employant, comme je l'ai dit plus haut, la gaze mouillée par moi-même, laquelle est bien plus perméable et ne permet pas le dessèchement au voisinage des drains et leur obturation. Quelques-uns de mes collègues, à Paris, ont remplacé la gaze listérienne par une mousseline très mince, découpée en nombreux petits morceaux, avec lesquels ils font sur la plaie et sur les drains un tampon beaucoup plus perméable que la gaze listérienne. Rien n'empêcherait même de le rendre plus perméable encore en l'imbibant.

Chacune de ces innovations s'était faite sans bruit, sans publicité : en les adoptant, on n'était plus dans la théorie germicide, et on semblait craindre, en s'en éloignant, de se faire accuser d'hérésie. Aussi, le plus grand nombre de nos collègues, pour se soustraire à cette accusation, sont-ils restés aveuglément fidèles à la gaze listérienne.

Quelques-uns cependant, comprenant mieux que les autres la nécessité de l'imbibition au loin du sang et de la sérosité versés par les drains, ont appliqué sur la plaie suturée et par conséquent sur les ouvertures des drains une éponge antiseptique, légèrement imbibée de solution phéniquée faible (au cinquantième ou même au centième), procédé assez avantageux, mais qui ne s'est pas généralisé, peut-être parce que, guidés toujours par la pensée exagérée de poursuivre la destruction des germes, les opérateurs imbibaient l'éponge d'acide phénique trop fort, qui irritait et finissait par provoquer la suppuration.

Pendant ce temps, d'ailleurs, quelques chirurgiens étrangers essayaient de satisfaire à l'indication en plaçant à l'extérieur de leurs pansements d'autres substances très perméables, telles que la jute (provenance du corchorus capsularis) (1), la tourbe (Neuber), la charpie de verre (Kummel), la cellulose (Mosetig, Marc Sée) (2), et toujours pour donner en même temps satisfaction à la théorie germicide, on a associé et incorporé à ces diverses substances l'acide phénique ou le sublimé. Est-ce parce que

---

(1) Voir, pour plus de détails, le mémoire déjà cité de M. De Santi dans les Archives de 1883.

(2) Marc Sée. Communication à l'Académie de médecine, 6 janvier 1885.

les corps dont il s'agit n'étaient pas assez perméables? Est-ce parce
qu'on a dépassé la mesure et mis une proportion d'antiseptique
trop forte et par conséquent irritante? N'est-ce pas aussi parce que
ces corps, tout perméables qu'ils sont, n'aspirent pas, et en conséquence ne provoquent pas l'issue du sang et lui permettent de s'a-
masser? Quoi qu'il en soit, il est certain qu'aucun de ces moyens
ne s'est généralisé et n'est resté dans la pratique. Ceux qui ont
bien compris l'indication s'en sont tenus comme moi au moyen
le plus simple, savoir: à la gaze ou tarlatane rendue perméable
par le mouillage avec une solution phéniquée faible. Les résultats ont été aussi bons, mais ils ont continué à n'être pas toujours parfaits, en ce sens que nous avons eu de temps en temps
les suppurations partielles sur lesquelles j'appelle l'attention
depuis le commencement de ce travail.

En résumé, parmi les innovations auxiliaires du pansement
phéniqué, j'ai rejeté tout ce qui est spécial et fabriqué en dehors du chirurgien, en ne conservant que les drains élastiques
de Chassaignac; puis, m'associant à l'idée très juste de favoriser l'infiltration au loin du sang amené par les drains, j'ai accepté comme le moyen le plus simple d'obtenir cette infiltration et d'empêcher une dessiccation nuisible la gaze mince imbibée d'une solution phéniquée faible qui n'est pas irritante, et
dont les émanations peuvent envoyer vers le fond de la plaie
des matériaux utiles pour la maintenir dans l'état favorable
à la non-suppuration.

Je m'associe également à l'idée qui a surgi, au milieu de ces
innovations, du pansement rare, mais je suis obligé de reconnaître qu'avec la nécessité, à laquelle je crois, de déboucher les
drains tant qu'ils sont en place, je ne peux pas avoir de suite
la rareté du pansement, et je suis obligé d'attendre les deux ou
trois jours dont j'ai parlé, pour satisfaire à cette indication du
renouvellement plus ou moins rare, suivant que les pièces extérieures sont plus ou moins salies par le sang.

§ 6. *Dernière innovation récente. Le sous-nitrate de bismuth.* — J'ai beaucoup insisté, dans les pages précédentes,
sur une pensée juste qui a pris place dans les préoccupations

des chirurgiens, celle qui consiste à empêcher, une fois la plaie préparée par l'antiseptique à la cicatrisation immédiate, le séjour du sang qui lui fait si souvent obstacle, malgré toutes les précautions prises, et à cause de l'insuffisance du drainage chez beaucoup de sujets.

M. Kocher (de Berne) est allé aussi loin que possible dans la poursuite de cette indication, et me paraît avoir ouvert une voie nouvelle, en essayant de tarir la source du sang qui empêche si souvent la réunion immédiate, et en tâchant de n'utiliser l'aptitude des tissus à cette réunion que quand la plaie ne saigne plus. L'auteur n'a pas caractérisé son procédé aussi nettement que je viens de le faire, et, pour mieux fixer l'attention, je l'appellerai « pansement après dessiccation ».

Voici ce qu'a fait M. Kocher (1). Après avoir pris les mêmes soins préalables que Lister (lavage des instruments, des mains et de la région malade, avec la solution phéniquée forte, mais sans employer le spray), il procède à l'opération. Se sert-il, pendant qu'il l'exécute, de l'acide phénique? Je vois bien, dans un passage de son travail, qu'il emploie, pour absterger, des éponges conservées dans la solution phéniquée au 20e, mais qu'il a exprimées et trempées ensuite dans l'eau ordinaire. Cette précaution a-t-elle débarrassé tout à fait l'éponge de l'antiseptique dont elle était imbibée? J'en doute ; je ne serais pas étonné qu'il fût resté dans l'éponge assez d'acide phénique pour agir utilement sur la plaie, et lui donner les conditions antiphlogistiques dont j'ai parlé, auquel cas les bons effets devraient être attribués encore à la superposition des deux antiseptiques, l'acide phénique faible et le sous-nitrate de bismuth.

Quoi qu'il en soit, l'opération une fois terminée et les artères liées ou tordues, M. Kocher arrose à diverses reprises la plaie avec un flacon tubulé contenant un mélange d'eau distillée, 100 grammes, et sous-nitrate de bismuth, 1 gramme (en poudre très fine). Il place ensuite les fils destinés à la suture et ne les noue pas. Il laisse la plaie ouverte pendant vingt-quatre heures,

(1) Kocher. Pansement au sous-nitrate de bismuth. Revue de chirurgie, Paris, 1883, p. 905.

et la recouvre d'une mousseline imbibée du même mélange (bismuth au 100ᵉ), d'un taffetas imperméable et d'une bande. Le bismuth paraît avoir pour effet appréciable d'arrêter assez promptement l'écoulement sanguin, par un mécanisme sur lequel l'auteur ne s'explique pas. Le lendemain, si la plaie ne saigne plus, le surlendemain, si elle saigne encore, il noue les fils de la suture, ne met *aucun drain*, étend sur la ligne de réunion une bouillie à 2 p. 100 de sous-nitrate de bismuth, et fait une compression modérée avec une bande élastique. Le pansement reste en place huit ou dix jours, et on le renouvelle au bout de ce temps, à moins que la cicatrisation soit déjà complétée, ce qui, au dire de l'auteur, arrive souvent. M. Kocher prétend, en effet, que la cicatrisation immédiate profonde est toujours obtenue, mais qu'il a vu quelquefois une suppuration superficielle persister quelques jours au niveau de granulations qui se sont formées sous les croûtes du sous-nitrate de bismuth placé à l'extérieur.

Si les assertions de l'auteur sont exactes, ce pansement aurait l'avantage d'être beaucoup plus simple que les autres et surtout que celui de Lister, et il nous donnerait enfin la solution de ce problème difficile à résoudre : la suppression de l'écoulement sanguin post-opératoire, et l'utilisation d'emblée de l'aptitude plastique créée un peu par l'acide phénique et beaucoup sans doute par le sous-nitrate de bismuth, qui serait ou desséchant, en même temps qu'un antiphlogistique, et qui, comme je l'ai fait pressentir plus haut, remplirait tout à la fois le rôle d'agent principal et d'agent auxiliaire.

Mais plusieurs points restent à élucider : 1° d'abord les choses se passent-elles toujours comme l'a dit M. Kocher, et ne faut-il pas faire encore ici la part de l'exagération et de l'enthousiasme? On comprendra la question et les doutes qu'elle peut laisser lorsqu'on lira les résultats merveilleux, et presque toujours, disait-on, sans suppuration, qu'on a attribués successivement à l'acide phénique, au sublimé, au chlorure de zinc, à l'iodoforme, et, lorsqu'on se rappellera que M. Kocher a été aussi fanatique du pansement phéniqué et du pansement au chlorure de zinc (1) qu'il l'est aujourd'hui du pansement au sous-nitrate de bismuth?

2° Est-il nécessaire, comme je suis disposé à le croire, d'associer, dans une certaine mesure, l'acide phénique au sous-nitrate de bismuth?

3° Les molécules de ce sel, qui s'attachent aux tissus, sont-elles résorbées? Restent-elles là indéfiniment? N'agiront-elles pas quelquefois comme des corps étrangers, et n'amèneront-elles pas de temps à autre la suppuration? C'est l'avenir qui jugera ces questions. Je n'ai pas eu encore l'occasion d'employer ce pansement; je sais qu'il a été mis en usage par mon collègue et ami M. Marc Sée, qui en a fait l'objet d'une communication à l'Académie de médecine(2); j'ai même pu, grâce à l'obligeance de M. Sée, assister à une opération d'ablation du sein qu'il a faite à la Maison de santé, le 13 février dernier. Son mode de pansement n'a pas été le même que celui de M. Kocher. Au lieu d'un pansement humide, il a fait un pansement sec, en soufflant doucement environ une cuillerée à café '(2 grammes) de sous-nitrate de bismuth sur toute la surface de la plaie, qui avait 22 centimètres de longueur, au lieu d'arroser abondamment, comme j'ai dit que le faisait M. Kocher. En outre, M. Sée a fait sa suture de suite, et a placé quatre drains qu'il se proposait d'enlever le lendemain ou le jour suivant. Enfin, il a mis sur sa plaie un sachet de cellulose au sublimé, pour absorber, en assurant sa désinfection, le sang qui pourrait s'écouler par les drains. C'est encore l'avenir qui décidera si c'est le pansement sec ou humide qui doit être préféré. En tout cas, l'un et l'autre sont des pansements rares et permanents. Dans quelle mesure empêcheront-ils la suppuration? C'est encore un point à étudier ultérieurement.

Provisoirement, je vois là un progrès qui s'annonce; si, comme le disent MM. Kocher et Marc Sée, le sous-nitrate de bismuth arrête l'écoulement sanguin, en laissant subsister la

---

(1) Revue de chirurgie, t III, p. 565.

(2) M. Sée. Sur un mode de pansement permanent des plaies. Bulletin de l'Académie de médecine de Paris, séance du 6 janvier 1885.

sécrétion séro-lymphatique au moyen de laquelle doit se faire la cicatrisation et en supprimant à coup sûr la tendance à la suppuration, il aura réalisé ce qu'il y a de plus souhaitable en fait de pansement. Et, cependant, pouvons-nous dire que le sous-nitrate de bismuth soit un antiseptique vrai? Je ne le crois pas. Je ne le vois signalé comme germicide ni par M. Miquel, ni par les autres auteurs qui ont parlé de la destruction des germes atmosphériques de la putréfaction. Je me suis assuré, en outre, qu'il n'est coagulant ni pour l'eau albumineuse versée dans un verre de montre, ni pour la membrane interdigitale des grenouilles. S'il préserve les plaies de la putréfaction et de la suppuration, c'est par un mécanisme que nous ne connaissons pas encore, et en tout cas par une action spéciale et toute locale sur les tissus avec lesquels on le met en rapport, et en supprimant, comme le font l'acide phénique et l'alcool, les chances d'une inflammation trop intense. En un mot, je vis là une substance antiphlogistique dont le succès ne paraît pas dû à l'action germicide sur l'air; et c'est un argument nouveau en faveur de la thèse que je soutiens depuis longtemps, savoir : l'influence locale très favorable et toute physiologique qu'exercent sur le travail de réparation les substances variées que nous mettons en contact avec les plaies, en les englobant sous la dénomination générale, aujourd'hui consacrée, d'*antiseptiques*.

§ 7. — *Adaptation de certains antiseptiques à quelques cas spéciaux*. — Dans l'état actuel des choses et en attendant un jugement définitif sur le sous-nitrate de bismuth, le lecteur a compris que, pour la plupart des plaies opératoires et accidentelles, en m'appuyant sur la connaissance des effets locaux, en même temps que je fais une part à la théorie germicide, je donne la préférence à l'acide phénique au 20ᵉ, sans le spray, avec la suture, le drainage peu prolongé et la compression, et avec suppression des autres accessoires de Lister (silk, gaze spéciale). Je n'ai pas, dans tous les cas, la réunion immédiate des parties profondes; mais j'ai, du moins, la cicatrisation après une suppuration partielle et de courte durée.

1° *Iodoforme pour les ostéites suppurantes.* — D'après ce que j'ai lu, et d'après ce que j'ai entendu dire des plaies que nous faisons pour mettre à découvert un os malade, carié ou nécrosé, enlever des séquestres, ruginer, évider, il me semble que l'iodoforme a quelque avantage sur l'acide phénique, à la condition d'éviter l'emploi de doses considérables qui pourraient amener des intoxications; et, pour cela, l'emploi de la gaze iodoformée me paraît être ce qu'il y a de mieux.

Ces sortes de plaies doivent rester ouvertes, pour que l'os puisse être surveillé et débarrassé des esquilles ultérieures qu'il pourrait fournir. Il faut, en outre, amoindrir le plus possible la suppuration et changer les conditions pathologiques de l'os. Peut-être l'acide phénique suffirait chez bien des sujets; mais il résulte, de tous les renseignements que j'ai pu recueillir, que l'iodoforme a, pour ces cas spéciaux, une action particulière qu'il est bon d'utiliser.

2° *Sublimé et sulfate de cuivre pour les femmes en couche.* — Je tiens grand compte des résultats obtenus, dans le traitement préservatif et curatif des accidents puerpéraux, par MM. Tarnier et Pajot, avec le sublimé au 1000° (liqueur de Van Swieten); par M. Charpentier, avec le sulfate de cuivre au 100°. D'une façon générale, ces antiseptiques ne valent pas l'acide phénique, et je suis persuadé que l'acide phénique ferait tout aussi bien, sinon mieux. Mais, en présence de l'argument tiré de la mauvaise odeur, je comprends qu'on donne la préférence à l'un des deux autres. Je demande seulement à faire remarquer que le sublimé est peu coagulant, et que le sulfate de cuivre au 100°, tout en l'étant beaucoup plus, ne m'a cependant pas donné la coagulation intravasculaire. Quand nos collègues s'en servent en injection dans le vagin, ils n'envoient probablement rien sur la plaie utérine elle-même, et, conséquemment, ne font pas agir le médicament par contact; et, d'autre part, on ne peut espérer que ces deux substances, qui ne sont pas volatiles, seront envoyées jusque dans la matrice par l'évaporation du tampon qu'on laisse à l'entrée du vagin. Lorsque, par suite de l'apparition de quelque accident, on se décide à faire, au moyen d'une sonde à double courant, l'injection dans la cavité utérine, le liquide va certainement toucher la plaie résultant du décollement placentaire, mais il n'y séjourne pas; il n'y a qu'un contact passager, et, pour les modifications locales, quelles différences avec le contact permanent que nous donne le pansement des plaies ordinaires! Pour moi, ces deux antiseptiques ne me paraissent agir, après l'accouchement, que par leur propriété germicide, qui est en effet plus puissante que celle de l'acide phénique; et les sujets de ce genre me paraissent être les seuls chez lesquels cette action intervient sans adjonction des modifications locales de la plaie.

3° *Plaies par armes à feu.* — Parmi ces plaies, il en est pour lesquelles le pansement antiseptique est simple et facile; ce sont celles qui ont la forme de gouttière et n'intéressent que les parties molles, ou celles au niveau desquelles des os sont fracturés, mais des os placés superficiellement, comme ceux du pied et de la main. Dans ces conditions, le contact nécessaire pour obtenir tout à la fois l'effet germicide et l'effet antiphlogistique, est facile à réaliser, et on le réalise comme pour toutes les plaies qu'on laisse ouvertes, aussi bien avec l'acide phénique, qu'avec l'alcool ou l'iodoforme.

Les plaies par armes à feu sont de celles pour lesquelles on ne peut guère songer à la réunion immédiate, parce que la contusion plus ou moins grande dont elles sont accompagnées, entraîne forcément une suppuration consécutive, particulièrement au niveau de l'entrée. Il faut donc les traiter comme les plaies ouvertes dont j'ai parlé plus haut, et chacun peut choisir l'antiseptique qui lui convient le mieux, en se rappelant que s'il faut demander à cet antiseptique une certaine modération du travail inflammatoire, il faut aussi prendre garde, en forçant les doses, de favoriser la gangrène superficielle dans une région où bon nombre de capillaires ont été déjà supprimés par la contusion violente. Le mieux serait donc, si c'est l'acide phénique dont on se sert, de le prendre au 50e; si c'est de l'alcool, de l'étendre de moitié d'eau.

Mais où la difficulté commence, c'est lorsque la plaie est

étroite, canaliculée, et lorsque, sur son trajet et à une profondeur plus ou moins considérable, un os volumineux, tel que le fémur, l'humérus, le tibia, est fracturé plus ou moins comminutivement. Comment éviter, en pareil cas, ce qui est si menaçant, je veux dire l'ostéite suppurante putride et la pyohémie mortelle qui peut en être la conséquence? Je ne connais pas jusqu'ici de pansement antiseptique qui satisfasse pleinement à l'indication. Je vois que, dans la plupart des cas, on s'est borné à laver les plaies d'entrée et de sortie avec l'acide phénique au 20° et à envelopper largement le membre d'une gaze phéniquée de Lister. On croyait avoir fait tout le nécessaire, parce qu'on avait eu l'intention de détruire les germes atmosphériques de la putréfaction autour de la plaie. Mais combien cela était insuffisant! Je répète que pour éviter la suppuration, ou tout au moins la modérer, il faut le contact si non permanent au moins passager de l'antiseptique sur tout le trajet de la plaie, et notamment sur les fragments de la fracture. Or, même quand l'antiseptique est volatil, je ne puis espérer que, placé seulement à l'extérieur, il enverra ses vapeurs en quantité suffisante dans les profondeurs du trajet plus ou moins sinueux qu'a parcouru le projectile.

J'aimerais mieux injecter, avec une seringue à oreille, soit directement, soit par l'intermédiaire d'une petite sonde en gomme à bout olivaire introduite avec ménagement jusqu'au voisinage de l'os, un peu de la solution phéniquée au 40°, et envelopper ensuite largement avec la gaze phéniquée et un taffetas imperméable. L'injection serait renouvelée tous les deux jours, et il est bien entendu que, pour éviter les souffrances et mettre la fracture dans les conditions les plus favorables, on immobiliserait en même temps le membre au moyen d'une ou de plusieurs attelles plâtrées, qui ne cacheraient pas les plaies et permettraient de les mettre facilement à découvert.

Je me demande si l'iodoforme, qui paraît être un modificateur spécial de l'ostéite, ne conviendrait pas mieux que l'acide phénique. Mais comment l'employer? Serait-ce en l'incorporant, comme on le fait pour les plaies largement ouvertes, avec de la mousseline mince? Mais il serait presque impossible de l'introduire dans les trajets étroits et profonds auxquels je fais allusion en ce moment. Serait-ce en insufflant la poudre avec un tube spécial ? Mais ce serait encore d'une exécution difficile, et il y aurait à craindre que cette poudre agît comme corps étranger et provoquât la suppuration. Reste la solution éthérée d'iodoforme, qu'on pourrait envoyer, comme je le disais tout à l'heure, avec une petite seringue. Mais que ferait l'éther sur les os ? Son action irritante ne détruirait-elle pas l'action antiphlogistique ? Ici encore je regrette de n'avoir pas de faits cliniques à proposer pour modèles et de n'avoir à donner que des aperçus et des conseils pour l'avenir (1).

Je ne crains pas, en tout cas, de dire que, pour moi, les blessures par armes à feu, les graves surtout, c'est-à-dire celles avec lésion des grands os, ne profiteront des progrès de l'antisepsie que le jour où, n'attachant plus une importance exclusive à la théorie germicide, les chirurgiens seront pénétrés de l'idée qu'il faut mettre l'antiseptique en contact plus ou moins prolongé avec le trajet des plaies canaliculées.

Je lis bien, dans le Mémoire de M. de Santi (2), que Volkmann croit avoir eu, dans la dernière guerre turco-russe, de très beaux résultats avec le chlorure de zinc (probablement à 8 et 10 pour 100). Mais comment l'a-t-il employé ? Est-ce seulement en pansement extérieur et par enveloppement, ou bien est-ce par l'envoi du médicament dans le trajet du projectile ? M. de Santi ne nous renseigne pas sur ce point, non plus que sur les véritables résultats obtenus dans les cas difficiles dont j'ai parlé, savoir les fractures par armes à feu des gros membres. Il me reste donc des doutes sur la valeur et sur le mode d'emploi du chlorure de zinc. J'en dirai autant du pansement des coups de feu du genou par Bergmann, cité également par M. de Santi.

Ce chirurgien, après avoir lavé la plaie avec une solution phéniquée forte, a entouré le genou d'un manchon d'ouate salicylée très épais au niveau de la blessure, et a complété l'im-

(1) Pourrait-on utiliser aussi le sous-nitrate de bismuth en injections !
(2) Loc. cit., p. 302.

mobilisation au moyen d'un bandage plâtré. C'était un antiseptique placé à l'extérieur dans un cas spécial tout différent de ceux que j'avais en vue tout à l'heure, et pour une région à laquelle les injections profondes ne conviendraient peut-être pas. D'ailleurs, l'auteur ne nous dit pas quels ont été les résultats obtenus, savoir la proportion des suppurations articulaires et des morts aux guérisons sans suppuration.

M. De Santi nous apprend aussi qu'un peu plus tard, Bergmann a donné la préférence, pour la chirurgie du genou, à l'enveloppement avec l'ouate ou la gaze au sublimé. Mais ce pansement a-t-il été appliqué indifféremment à toutes les blessures de guerre, et a-t-il donné de bons résultats dans les cas particuliers dont je me préoccupe, savoir les fractures par armes à feu des grandes diaphyses? Ici encore les renseignements nous manquent, et les études restent à faire. Je demande qu'on les fasse, en rappelant une dernière fois qu'il faut demander aux antiseptiques non seulement l'action germicide, mais aussi la modification locale si utile du terrain sur lequel doit se développer l'inflammation consécutive.

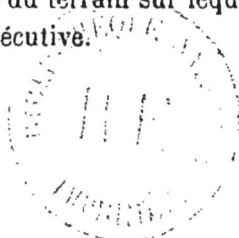

Paris. — Typ. A. Parent, A. Davy, succr, imprimeur de la Faculté de médecine
52, rue Madame et rue Monsieur-le-Prince, 14.

www.ingramcontent.com/pod-product-compliance
Lightning Source LLC
Chambersburg PA
CBHW060510210326
41520CB00015B/4178